DE LA

FRÉQUENCE DE LA FIÈVRE TYPHOÏDE

A PARIS

PENDANT LA PÉRIODE 1865-82

PAR

Jacques BERTILLON

Docteur en médecine
Professeur suppléant à l'École d'anthropologie
Membre de la Commission permanente de statistique de la ville de Paris
Directeur des *Annales de Démographie*

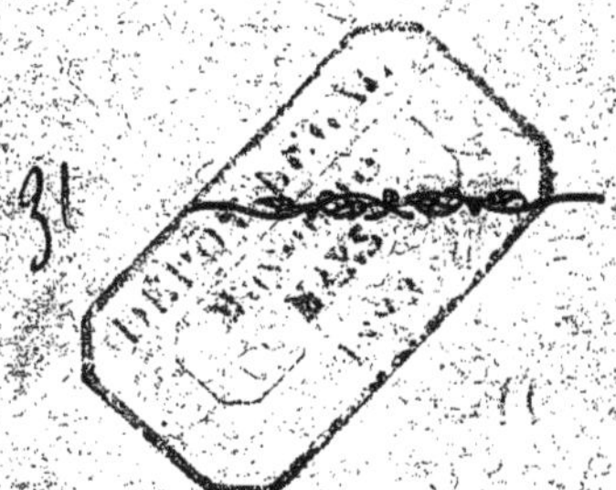

PARIS

G. MASSON, ÉDITEUR

LIBRAIRE DE L'ACADÉMIE DE MÉDECINE

120, boulevard Saint-Germain

1883

DE LA

FRÉQUENCE DE LA FIÈVRE TYPHOÏDE

A PARIS

PENDANT LA PÉRIODE 1865-82

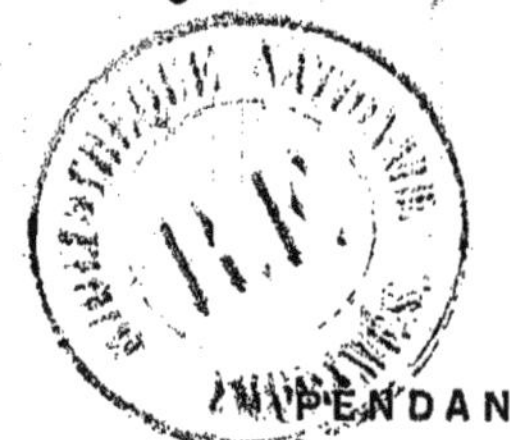

PAR

Jacques BERTILLON

Docteur en médecine
Professeur suppléant à l'École d'anthropologie
Membre de la Commission permanente de statistique de la ville de Paris
Directeur des *Annales de Démographie*

PARIS

G. MASSON, ÉDITEUR

LIBRAIRE DE L'ACADÉMIE DE MÉDECINE

120, boulevard Saint-Germain

1883

DE LA

FRÉQUENCE DÉ LA FIÈVRE TYPHOÏDE

A PARIS

PENDANT LA PÉRIODE 1865-82

AVANT-PROPOS

Une note fort importante, lue par M. le professeur Brouardel à la *Société de médecine publique*, et recueillie avec empressement par toute la presse médicale, a été l'origine du travail que je présente au public.

La Société de médecine publique m'a fait l'honneur de me nommer membre d'une commission chargée d'étudier les questions soulevées par M. Brouardel. Les considérations diverses qui y furent émises sur l'étiologie de la fièvre typhoïde, considérations qui d'ailleurs recevaient au même moment un plus grand éclat à la tribune de l'Académie de médecine, me firent penser qu'une étude statistique approfondie pourrait jeter quelque lumière sur l'origine des épidémies de fièvre typhoïde qui tendent à se multiplier dans notre ville, et qui y font chaque année mille ou deux mille victimes.

A mon grand regret, j'ai été arrêté dans cette recherche par l'insuffisance des documents. Depuis que mon père dirige le Bureau de statistique municipale de la ville de Paris, les renseignements les plus circonstanciés sont relevés sur chaque décédé, et sont conservés par le Bureau. Les archives de cette administration seront donc

extrêmement précieuses dès que les observations se seront multi-
pliées, c'est-à-dire avant très peu d'années.

Malheureusement le relevé des mouvements de l'état civil, si cir-
constancié qu'il puisse être, n'est utile que lorsqu'il est accompagné
et éclairé pour ainsi dire par un recensement fait sur le même
modèle. Ce n'est pas le cas pour la ville de Paris.

Aussi, malgré l'enquête très soignée faite sur l'épidémie de 1876 ;
malgré les documents excellents recueillis par le Bureau depuis 1880,
j'ai dû laisser sans réponse un grand nombre de questions que ces
recherches soulevaient pour ainsi dire d'elles-mêmes.

Les seuls renseignements que les *Bulletins mensuels* publient
depuis 1865 sont les suivants :

1º Nombre des décès par fièvre typhoïde par mois et par arrondissements ;

2º Nombre des décès par sexes et par âges ;

C'est donc à ces deux renseignements, soigneusement retournés
dans tous les sens, que j'ai dû me borner dans cette étude.

J'avais entrepris l'étude de quelques détails empruntés à l'enquête
de 1876 et aux documents actuels. Mais l'imperfection du recensement ôte à ces renseignements la plus grande partie de leur intérêt,
et je ne l'ai pas poussée loin.

CHAPITRE PREMIER

VARIATIONS DE LA MORTALITÉ PAR FIÈVRE TYPHOÏDE A PARIS
DEPUIS 1865 JUSQU'EN 1882.

On trouvera page 14 le nombre absolu des décès par fièvre typhoïde depuis 1865. Ces chiffres sont empruntés aux documents publics, y compris les années 1866, 1867 et 1868 qui ont brûlé pendant les incendies de la Commune et qui n'existent plus que chez quelques particuliers.

Les documents relatifs à une partie des années 1870 et 1871 ont été brûlés avant d'être publiés. Je n'ai pas tenu compte même des chiffres qui ont été publiés, parce que ces années sont trop exceptionnelles pour servir à un travail qui a pour objet l'étude de l'état normal.

Reste à établir la population à laquelle ces chiffres doivent être rapportés. Elle nous est fournie par les recensements de 1866, 1872, 1876 et 1881.

Quant aux années intermédiaires entre 1872 et 1881, j'ai supposé que l'accroissement se faisait d'un recensement à l'autre proportionnellement au temps écoulé ; hypothèse que justifie d'ailleurs la quantité des vivres consommés chaque année à Paris.

Mais cette hypothèse ne m'a pas paru admissible entre 1866 et 1872. En effet, entre 1861 et 1866, l'accroissement moyen annuel de la ville de Paris avait été de 25,707 individus ; tandis que, à en croire le recensement de 1872, il n'aurait été depuis 1866 que de 4,440. Ce dernier résultat est invraisemblable. Il est très probable que, si le census de 1872 n'a compté que 26,518 habitants de plus que celui de 1866, cela tient à ce que la guerre a tué et surtout dispersé un grand nombre des immigrés de 1867-69. Il est donc plus vraisemblable que l'accroissement de 1866-69 a été à peu près égal à celui de 1861-65. C'est cette dernière hypothèse que nous avons admise dans nos calculs. D'ailleurs les différences qui séparent les census, quelque importantes qu'elles soient, n'auraient pas le pouvoir d'altérer notablement nos conclusions.

Nous arrêtons donc ainsi qu'il suit le chiffre de la population parisienne (garnison comprise) :

1865	1,799,567
1866 (census)	1,825,274
1867	1,850.981
1868	1,876,688
1869	1,902,395
1870	»
1871	»
1872 (census)	1,851,792
1873	1,886,045
1874	1,920,299
1875	1,954,552
1876 (census)	1,988,806
1877	2,036,227
1878	2,083,648
1879	2,131,069
1880	2,178.499
1881 (census)	2,225,910

Voici, d'après ces chiffres, quelle a été la fréquence des décès par fièvre typhoïde, considérée année par année.

PARIS. — *Sur 100,000 habitants, combien de décès par fièvre typhoïde en un an ?*

1865	64.5
1866	53
1867	50
1868	53
1869	57
1870	»
1871	»
1872	54
1873	54
1874	43
1875	53
1876	102
1877	59
1878	41
1879	52
1880	97
1881	96

Dans cette période de dix-huit années, on peut en distinguer douze où la mortalité a été d'environ 50 pour 100,000 vivants. On peut les considérer comme normales, et six autres qui ont été des années d'épidémies.

Ces six années d'épidémies se sont d'abord régulièrement échelonnées tous les cinq ans. Ce sont 1865 (qui est presque normale), 1870-71, puis 1876 et enfin en 1880. Depuis cette dernière date, on peut dire que l'état épidémique est devenu l'état normal, puisque 1881 ressemble exactement à 1880, et si nous nous récrions sur l'épidémie de 1882, c'est qu'elle a dépassé de moitié les chiffres des deux années précédentes.

Si les épidémies se rapprochent, il faut reconnaître que (les trois années 1880, 1881, 1882 mises à part) l'état sanitaire des années que nous avons appelées normales reste toujours à peu près le même. Ces années en effet présentant une mortalité très analogue, on peut résumer leur étude en ne considérant que les moyennes qui les concernent. Les voici :

Sur 100,000 habitants, combien de décès par fièvre typhoïde en un an ?

1866-69 (1)	53.1
1872-75	50.1
1877-79	50.7

Les différences, on le voit, sont insignifiantes. Peut-être est-il permis de croire que, si la mortalité de la période 1866-69 est un peu plus forte que celle des deux périodes suivantes, c'est que ces deux dernières succédaient aux épidémies meurtrières de 1870-71 et de 1876, qui avaient tué ou préservé d'une invasion ultérieure de la maladie tous les organismes susceptibles de contracter la fièvre typhoïde, tandis que l'épidémie de 1865 mérite à peine ce nom.

Pour résumer ce premier chapitre, nous dirons que les épidémies de fièvre typhoïde paraissent plus fréquentes depuis ces dernières années, et que, par conséquent, Paris est, à ce point de vue, dans

1. Les termes extrêmes sont inclus : 1866-69 constitue donc une période de quatre ans.

une situation grave, qui mérite d'attirer l'attention ; mais que, avant ces trois dernières années, cette maladie n'était pas plus répandue qu'il y a vingt ans.

Avant d'étudier les quartiers qu'elle affecte le plus volontiers, nous croyons devoir étudier dans quelles saisons elle survient.

CHAPITRE II

INFLUENCE DES SAISONS SUR LA FRÉQUENCE DE LA FIÈVRE TYPHOÏDE

L'influence des saisons sur la fréquence de la fièvre typhoïde a été notée par un très grand nombre d'auteurs. Nous nous sommes efforcé de la préciser à l'aide des documents parisiens.

Méthode de calcul. — On peut se contenter, pour une telle recherche, de considérer les nombres absolus, car, s'il est vrai que la population parisienne diminue en été (par suite de la villégiature et du ralentissement du travail dans un grand nombre de métiers) et augmente en automne, nous n'avons absolument aucun moyen d'apprécier numériquement ces variations. Nous sommes donc obligé d'admettre — au moins dans nos calculs — que la population reste constante à Paris d'un bout à l'autre de l'année.

Dans la comparaison des mois entre eux, la méthode statistique nous indique qu'il faut comparer la mortalité par fièvre typhoïde $\left(\dfrac{\delta}{P}, \delta \right.$ représentant le nombre des décès par fièvre typhoïde et P le nombre des habitants$\Big)$ d'un mois à celle $\left(\dfrac{\delta'}{P'}\right)$ d'un autre mois. Mais puisque nous sommes obligé par l'imperfection des documents de supposer que $P = P'$, autant vaut nous en tenir à comparer simplement δ et δ'.

L'étude des nombres absolus aura d'ailleurs l'avantage de nous laisser mieux apprécier le *poids* qui s'attache à chacun d'eux.

C'est ce que nous avons fait pour chaque année depuis 1865 (date de l'apparition des *Bulletins mensuels de statistique*) jusqu'en 1882.

Depuis que ce chapitre a été écrit, M. Quinquaud, dans la *Revue scientifique*, a publié un tableau tout à fait semblable au nôtre. La seule différence est que les chiffres de M. Quinquaud ne remontent qu'à 1872, et que nous en avons eu d'un peu plus anciens.

Quoique nous ayons limité notre étude à la ville de **Paris**, et que nous n'ayons pas l'intention de faire ici de la bibliographie, il faut rappeler les nombreux documents que Murchison rapporte dans son célèbre ouvrage.

Voici les résultats les plus généraux que nous ait donnés cette étude :

Si nous commençons l'année au mois de décembre, comme les météorologistes, nous trouvons que généralement pendant l'hiver la fièvre typhoïde décroît progressivement d'un mois à l'autre ; elle est ordinairement plus faible en janvier qu'en décembre, et plus faible encore en février.

Vers mars, et plus souvent encore vers avril, elle se relève généralement. En 1868, en 1869, et surtout en 1879, cette recrudescence de la fièvre typhoïde en avril a pris le caractère d'une véritable petite épidémie. Il est rare que cette recrudescence prenne de telles proportions ; cependant elle est presque constante. Parmi les quinze années que j'ai étudiées, l'année 1874 est la seule où elle manque complètement.

Le mois de mai se ressent le plus souvent des suites du mois d'avril ; généralement la fièvre typhoïde y est rare. Toujours elle atteint son minimum en juin. L'année 1875 est la seule qui ait fait exception à cette dernière règle.

Elle est également rare en juillet.

Mais en août elle recommence généralement à devenir fréquente. On peut admettre comme règle que les décès qu'elle cause sont *deux fois* plus nombreux en août qu'en juin.

Au mois de septembre, elle augmente encore, et se maintient à des chiffres très élevés (deux fois et demie ou trois fois plus fort qu'en juin) pendant le mois d'octobre et parfois pendant le mois de novembre.

Le mois de décembre la voit toujours diminuer. Cette recrudescence de la fièvre typhoïde pendant les mois d'automne peut être plus ou moins accentuée, mais elle est constante, et jamais on ne l'a vue manquer une fois depuis quinze ans.

Ces règles générales sont confirmées par le tableau général qui suit et dans lequel chaque année est considérée isolément. Pour en rendre la lecture plus courante, nous avons fait composer en caractères **égyptiens** les six chiffres les plus élevés de chaque année, et en caractères *italiques* les deux chiffres les plus petits (1).

Quoique le tableau ainsi composé ne vaille pas une série de diagrammes que nous ne pouvons insérer ici, cependant les lois que nous avons ci-dessus exposées ressortent assez clairement de cette page de chiffres. C'est surtout dans les mois d'août, septembre, octobre, novembre et décembre que se trouvent les chiffres élevés. On les rencontre moins souvent en février, en mars ou en avril.

Au contraire les chiffres faibles se rencontrent presque toujours en juin, plus rarement en mai ou en juillet.

Ces règles ont un caractère de généralité qui paraîtra plus indéniable encore si on traduit ces chiffres par un procédé graphique quelconque.

Mais elles subissent des exceptions. On peut se demander si, en analysant les conditions dans lesquelles ces exceptions se produisent, on ne découvrirait pas les causes de ces lois si régulières d'ailleurs.

Pourquoi par exemple l'automne de 1866 a-t-il été presque sauvé de l'épidémie qui se répand ordinairement à cette époque dans la ville de Paris ? Si l'année 1866 avait présenté quelque particularité, météorologique ou autre, qu'on pût mettre en relation avec l'abaissement de la fièvre typhoïde, et que cette relation fût reconnue constante, nous aurions la solution du problème que nous cherchons. Mais il n'en a pas été ainsi. On a remarqué pourtant l'extraordinaire douceur du mois de novembre 1866 (2).

Pourquoi l'année 1874 n'a-t-elle pas présenté la recrudescence qui signale ordinairement le premier printemps ?

1. Voulant échapper au reproche d'être fantaisiste, nous avons appliqué cette règle typographique dans toute sa rigueur.

2. Notons en passant combien il est difficile de raisonner sur l'état sanitaire d'une ville lorsqu'on n'a pas de chiffres à son service. L'extraordinaire abaissement de la fièvre typhoïde pendant l'automne de 1866 n'a pas été remarqué par les médecins de Paris. Et nous trouvons dans les *Comptes rendus mensuels de la commission des maladies régnantes*, si soigneusement rédigés par M. Ernest Besnier, la phrase suivante, datée de novembre 1866 : « La fièvre typhoïde existe toujours dans tous les hôpitaux hospitaliers, mais elle conserve comme fréquence et comme gravité des caractères moyens. »

Décès par fièvre typhoïde observés à Paris (nombres absolus).

Années.	Janvier.	Février.	Mars.	Avril.	Mai.	Juin.	Juillet.	Août.	Septembre.	Octobre.	Novembre.	Décembre.	Totaux.
1865. . . .	77	71	70	67	62	53	76	117	107	179	158	124	1,161
1866. . . .	131	85	81	82	65	54	72	143	70	70	54	60	966
1867. . . .	44	62	68	63	59	58	96	128	101	94	83	69	925
1868. . . .	45	66	70	87	49	71	83	113	116	126	91	71	988
1869. . . .	69	80	71	116	66	50	55	76	119	115	142	121	1,080
1870. . . .	»	»	»	»	»	»	»	»	»	»	»	»	»
1871. . . .	»	»	»	»	»	»	»	»	»	»	»	»	»
1872. . . .	84	102	90	69	43	51	60	99	100	124	81	104	1,007
1873. . . .	84	80	76	69	52	36	44	90	182	163	86	59	1,021
1874. . . .	51	48	43	41	45	53	96	103	87	97	80	79	823
1875. . . .	55	66	62	79	68	89	77	54	89	176	89	144	1,048
1876. . . .	94	54	68	72	45	53	84	306	265	188	551	252	2,032
1877. . . .	141	118	102	69	80	47	77	121	127	157	76	86	1,201
1878. . . .	73	49	55	56	40	45	67	102	109	102	79	78	857
1879. . . .	84	92	143	92	51	48	79	94	117	86	100	133	1,121
1880. . . .	140	341	286	177	184	117	110	143	155	180	153	134	2,120
1881. . . .	306	274	211	139	171	108	124	215	140	157	152	127	2,121
1882. . . .	135	132	171	186	177	192	159	332	288	»	»	»	»

L'hiver et le printemps ont été remarquablement secs; peu de pluie, peu d'humidité dans l'air; température moyenne (1).

L'immunité dont cette année exceptionnelle a joui à Paris a attiré l'attention de M. Ernest Besnier. Cet auteur a fait remarquer qu'au même moment la ville de Lyon souffrait d'une épidémie cruelle. Les conditions atmosphériques étaient pourtant presque les mêmes dans les deux villes.

Pourquoi enfin le mois de juin 1875 a-t-il présenté un nombre de décès typhoïdiques relativement élevé?

Années d'épidémie. — Les années d'épidémie paraissent sujettes aux mêmes règles que les années normales, en ce sens qu'on remarque toujours une atténuation de la mortalité pendant le mois de mai ou le mois de juin et que cette atténuation est toujours suivie d'une recrudescence pendant les mois suivants et notamment pendant le mois d'octobre.

Mais l'épidémie principale ne tombe pas forcément pendant ces mois d'automne. C'est ainsi qu'en 1880 et en 1881 elle a été dans toute sa force pendant les mois de janvier et de février, qui sont d'ordinaire moins mal partagés.

D'après plusieurs auteurs, en règle générale, c'est en automne que se produisent les épidémies de fièvre typhoïde. Griesinger rapporte qu'en Angleterre et en France l'automne est la saison ordinaire des épidémies. Il raconte ce fait, que dans le département du Doubs il y eut 75 épidémies de fièvre typhoïde dans l'espace de 30 ans, la plupart en novembre, octobre, septembre et décembre. (Druher, *Écho médical*, 1857.) Remarquons pourtant l'exagération du nombre. Soixante-quinze épidémies en trente ans seulement! Plus de deux épidémies par an! N'est-il pas manifeste qu'on a décoré ici du titre d'épidémie la légère recrudescence que la fièvre subit toujours en septembre ou octobre?

A Vienne, d'après Griesinger, on compte, depuis 1853 jusqu'en 1862, huit grandes épidémies.

---

1. Je reçois, en corrigeant mes épreuves, communication d'un travail très intéressant de mon ami M. Louis Pagliani, professeur à l'Université de Turin, sur l'épidémie de fièvre typhoïde à Paris. M. Pagliani établit un rapport entre la fréquence de cette maladie et l'abondance des précipités atmosphériques.

Leur maximum tomba 2 fois en novembre (1857-58).
    —   1 fois en décembre (2ᵉ épid. de 1856).
    —   2 fois en janvier (1853, 1856).
    —   1 fois en février (1859).
    —   1 fois en mars (1855).
    —   1 fois en avril et mai (1861).

Malheureusement nous ne savons pas sur quels chiffres s'appuient ces appréciations. Revenons à l'étude de la ville de Paris.

Année 1865. — C'est à peine si cette année mérite le nom d'épidémique. Le nombre des décès avait été presque stationnaire (et plutôt en légère décroissance) pendant les cinq premiers mois de l'année. Après l'atténuation de juin, la maladie prit une certaine recrudescence. Le maximum d'octobre a été plus considérable que d'habitude et la mortalité resta encore très forte en novembre.

C'est donc simplement à l'exagération d'un phénomène normal que cette année doit sa mortalité légèrement anormale de 64.5 décès pour 100,000 vivants.

Année 1876. — Cette année fut marquée par une épidémie des plus sérieuses, mais qui, elle aussi, se manifesta pendant la seconde moitié de l'année, c'est-à-dire à une époque qui est toujours très frappée.

Les six premiers mois s'étaient passés conformément à la règle ordinaire ; c'est-à-dire que la fièvre typhoïde, après avoir décru en janvier et en février, s'était légèrement relevée en mars et avril, conformément à une règle établie pour les années normales. La décroissance de mai et de juin avait été aussi parfaitement normale. En juillet, la mortalité se releva comme d'habitude.

Mais cette recrudescence prit subitement en août le caractère épidémique (306 décès). Eu septembre et octobre, — mois toujours fort mauvais, nous le savons, — l'épidémie parut diminuer, pour prendre en novembre un essor terrible, 551 Parisiens périrent de fièvre typhoïde pendant ce seul mois de novembre. L'épidémie diminua assez lentement, mais progressivement, en décembre 1876, et en janvier, février, mars et avril 1877. Cette décroissance progressive est de règle après la recrudescence d'automne.

Ainsi, en 1876 comme en 1865, l'épidémie semble due plutôt à l'exagération de phénomènes normaux qu'à l'introduction d'un facteur nouveau.

Année 1880. — Il n'en fut pas de même en 1880 ni en 1881. Pendant ces deux années, ce sont les mois de janvier, février et mars qui furent surtout désastreux. Or nous savons qu'en temps ordinaires ces mois sont plutôt favorables. Mais, cette mauvaise période passée, la fièvre typhoïde reprit son cours normal, conformément aux règles établies : la recrudescence du printemps se voit en mai, puis décroissance en juin et juillet ; enfin recrudescence en automne, et décroissance en novembre et décembre. Telle est la physionomie commune de ces deux années.

En 1880, l'épidémie éclate brusquement en février (341 décès), reste considérable en mars (286 décès) et ne décroît qu'en avril, où elle garde d'ailleurs un taux fort élevé (177 décès).

Arrivé là, nous pouvons considérer la période anormale comme achevée. La maladie va recommencer à se soumettre jusqu'à la fin de l'année aux lois qui lui sont propres en temps normal.

Légère recrudescence en mai (184 décès), puis décroissance visible en juin (117) et en juillet (110 décès). Ces nombres d'ailleurs, quoique plus faibles que ceux des précédents, sont néanmoins assez élevés, étant donnée la période ordinairement très favorable de l'année.

Les mois d'août (143 décès), de septembre (153 décès) et d'octobre (180 décès) n'en présentent pas moins une recrudescence notable. Novembre et décembre sont, comme de coutume, marqués par une décrudescence (153 et 134 décès).

Année 1881. — Mais, dès le mois de janvier 1881, l'épidémie recommence avec une violence extraordinaire, surtout à cette époque de l'année (306 décès en janvier). Les mois de février et mars (271 et 211 décès) ne voient baisser cette mortalité qu'avec lenteur, et c'est en avril seulement que nous revenons au chiffre encore fort élevé de 139 décès.

Une recrudescence bizarre en mai est enfin suivie de la dépression normale de juin et de juillet.

A partir de cette époque, la maladie suit une marche qui serait normale, si tout à coup, en août, ne s'était observée une recrudescence inattendue et considérable. La mortalité double subitement pendant ce mois (215 décès) pour revenir dès le mois suivant à un chiffre normal de 140 décès.

Il nous semble qu'on peut résumer ainsi la description de la marche de la flèvre typhoïde pendant les années d'épidémies :

Ce sont des années normales dans leur ensemble, mais l'épidémie peut tomber n'importe en quel moment de l'année ; elle ne s'arrête que devant le mois de juin qui n'est jamais très dangereux. L'épidémie une fois passée, les choses reprennent leur cours accoutumé.

CHAPITRE III

FRÉQUENCE DE LA FIÈVRE TYPHOIDE PAR ARRONDISSEMENTS
DANS LES ANNÉES NORMALES.

Le tableau suivant indique la fréquence de la fièvre typhoïde pour 100,000 habitants dans chacun des arrondissements de Paris pendant les années normales au point de vue de la fièvre typhoïde.

Nous avons considéré successivement trois périodes :

1865-69, l'année 1865 n'ayant été marquée que par une épidémie très légère, puis les deux périodes 1872-75 et 1877-79.

Pour mieux étudier les différences qui distinguent les différents arrondissements, considérons la première de ces trois périodes, car c'est à cette époque que les différences sont les plus tranchées; plus tard elles iront en s'effaçant. Mais une observation importante qui concerne le Ve, le VIIe et le Xe arrondissement est nécessaire avant d'aborder cette étude.

Tandis que les individus décédés dans les hôpitaux civils étaient attribués aux arrondissements où ils étaient domiciliés, ceux qui mouraient dans les hôpitaux militaires étaient comptés, non pas dans les arrondissements où ils étaient domiciliés, c'est-à-dire à leurs casernes, mais dans ceux où étaient leurs hôpitaux. De là vient, en partie au moins, l'excès de la mortalité attribuée au Ve arrondissement (hôpital militaire du Val-de-Grâce), au VIIe (hôpital militaire du Gros-Caillou) et au Xe (hôpital militaire Saint-Martin).

Cette mauvaise manière de compter n'a cessé d'être en usage que depuis le mois de juillet 1880, c'est-à-dire dès que mon père, chef des travaux statistiques, eut obtenu de l'administration militaire l'indication de la caserne des militaires décédés dans les hôpitaux de Paris.

Huit arrondissements sont en 1865-69 notablement au-dessous de la moyenne : le I^e, le IIe, le IIIe, le VIIIe, le IXe arrondissement où la population est dense, mais généralement riche, en outre le nombre des indigents y est extrêmement faible. Puis le XVI°, qui joint à l'avantage d'être riche celui d'avoir une population très clair-semée. Enfin le XI° et le XX° jouissent d'un privilège qu'ils conser-veront les années suivantes et qu'on peut attribuer peut-être à ce que leur population, quoique nombreuse, est répandue sur un espace considérable.

Au contraire, les arrondissements les plus frappés sont le V°, dont la population est pauvre et qui d'ailleurs contient le Val-de-Grâce, le X° arrondissement, quartier misérable qui contient l'hôpi-tal militaire Saint-Martin, et surtout le XII° arrondissement. Le XVIII° et le XIX° ont également été très maltraités pendant cette première période.

Ces différences entre les arrondissements vont s'effaçant pendant les périodes suivantes.

Sauf le VII° arrondissement qui mérite un chapitre spécial, on re-marquera que la fréquence de la fièvre typhoïde va en diminuant dans presque tous les arrondissements de Paris.

Pour rendre la lecture du tableau plus rapide, nous faisons com-poser en caractères **égyptiens** le plus élevé des trois chiffres qui con-cernent chaque arrondissement, et en caractères *italiques* le chiffre le plus faible, toutes les fois du moins qu'il existe entre les chiffres une différence significative.

On peut résumer le mouvement général en disant que les arron-dissements marchent vers l'égalité.

On voit ainsi que les trois arrondissements du centre, après avoir vu leur mortalité se relever en 1872-75, ont perdu ensuite une partie de ce triste privilège pendant la période 1877-79.

Presque tous les autres ont vu leur mortalité diminuer les uns davantage, les autres moins, de façon à se rapprocher le plus pos-sible de la moyenne.

Sur 100,000 vivants en chaque arrondissement, combien de décès en un an ?

		1865-69.	1872-75.	1877-79.
Ier	arrondissement	46	61	56
IIe	—	46	57	44
IIIe	—	35	45	41
IVe	—	62	51	43
Ve	—	86	65	71
VIe	—	50	39	40
VIIe	—	52	80	133
VIIIe	—	49	37	46
IXe	—	42	42	43
Xe	—	78	76	58
XIe	—	47	51	43
XIIe	—	95	64	53
XIIIe	—	52	47	45
XIVe	—	51	44	48
XVe	—	61	49	48
XVIe	—	47	47	51
XVIIe	—	50	60	60
XVIIIe	—	67	45	48
XIXe	—	69	35	47
XXe	—	37	33	32
Paris	. . . .	57	51	51

Le tableau qui précède rend la chose assez visible. Il serait plus démonstratif si ses chiffres étaient traduits par un tracé graphique. Cependant le lecteur ne pourra manquer de remarquer que les gros chiffres appartiennent presque tous à la première colonne (relative à la période 1865-69), tandis que les chiffres les plus faibles appartiennent presque tous à la dernière colonne (1877-79).

A cette règle, les trois premiers arrondissements font presque seuls exception ; autrefois privilégiés, ils ont perdu en 1872-75 cet avantage et ne l'ont gagné qu'imparfaitement dans la dernière période.

Si l'on traduit ces chiffres par un graphique, on arrive à la même conclusion. Les arrondissements de Paris, très inégaux entre eux pendant la première période (1865-69), forment sur le graphique relatif à cette époque, de nombreuses dentelures. Au contraire, ils sont tous voisins de la moyenne pendant la période 1877-79.

Si nous considérons en effet la répartition de la mortalité pendant la période 1877-79, nous trouvons que, outre les trois quartiers affligés d'hôpitaux militaires (V^e, VIIe et X^e), les seuls arrondissements qui dépassent la moyenne sont le Ier, le XIIe et le XVIIe. Les arrondissements les plus favorisés sont, comme naguère, les arrondissements riches (IIIe, VIe, VIIIe, IXe) et enfin le XXe. D'ailleurs les différences sont bien moindres qu'en 1865-69.

On peut encore exprimer le même fait en remarquant que sur un graphique où les arrondissements sont rangés par numéro d'ordre (c'est-à-dire suivant qu'ils sont situés plus ou moins près du centre de la ville), les premiers sont les plus favorisés (mortalité 40 à 45); puis la ligne va toujours ascendante jusqu'au XVIIe arrondissement (Batignolles), qui en forme le culmen (mortalité 60). Cette ligne droite ascendante n'est dépassée que par cinq arrondissements : le Ve, le VIIe, le Xe (exceptions artificielles dues à la présence des hôpitaux militaires, par le Ier et par le XIIe (Bercy). Au contraire, le XXe arrondissement conserve sur tous les autres une supériorité exceptionnelle.

Tel est l'état qui régnait avant les épidémies des trois dernières années.

CHAPITRE IV

FRÉQUENCE DE LA FIÈVRE TYPHOÏDE PAR ARRONDISSEMENTS DANS LES
ANNÉES D'ÉPIDÉMIE.

Ayant indiqué la fréquence de la fièvre typhoïde dans les différentes
parties de Paris considéré dans son état normal, étudions ce que
devient cette fréquence lorsqu'une épidémie se répand sur la ville.
Les quartiers qui sont en temps ordinaire le siège préféré de la maladie sont-ils aussi les plus frappés lorsqu'elle prend le caractère
épidémique? Ou bien la maladie se répand-elle uniformément sur
toute la capitale? Obéit-elle enfin à certaines règles fixes?

Pour faire cette étude, nous comparerons chaque année d'épidémie
à la période normale qui l'a immédiatement précédée.

Épidémie de 1876. — C'est donc aux chiffres relatifs à la période
normale 1872-75 que nous comparerons les chiffres de 1876.

Le tableau suivant présente au lecteur les deux séries de nombres :

*Sur 100,000 vivants en chaque arrondissement, combien de décès
par fièvre typhoïde en un an ?*

	1872-75.	1876.
Ier arrondissement	61	153
IIe —	57	143
IIIe —	45	110
IVe —	51	131
Ve —	65	120
VIe —	39	64
VIIe —	80	197
VIIIe —	37	68
IXe —	42	74
Xe —	76	170
XIe —	51	120
XIIe —	64	156
XIIIe —	47	68
XIVe —	44	43
XVe —	49	73
XVIe —	47	64
XVIIe —	60	75
XVIIIe —	45	65
XIXe —	35	72
XXe —	33	40
PARIS	51	102

On peut résumer ces chiffres d'une façon assez exacte par la règle suivante :

1° Tous les arrondissements excentriques (à partir du XIII° inclus) n'ont vu augmenter leur mortalité en 1876 que d'une façon insignifiante ;

2° Les trois arrondissements exclusivement bourgeois du centre de la ville (VI°, VIII° et IX°) ont vu leur mortalité multipliée par 1.5 seulement ;

3° Tous les autres arrondissements du centre (jusqu'au XII° inclus) ont vu leur mortalité par fièvre typhoïde augmenter considérablement. Elle a été multipliée environ par 2.5.

Ces règles ressortiraient d'un diagramme avec l'évidence la plus manifeste. Pour les rendre plus apparentes à la lecture de notre tableau, nous avons adopté pour règle de noter en caractères égyptiens tous les chiffres de la deuxième colonne supérieurs à la moyenne de 1876.

Ainsi la fièvre typhoïde, pendant l'épidémie de 1876, n'a tenu aucun compte de sa répartition sur la ville en temps normal. C'est suivant la position plus ou moins excentrique des arrondissements qu'elle les a plus ou moins frappés.

Le III° arrondissement est en temps normal un des privilégiés de la capitale ; sa mortalité par fièvre typhoïde n'était que de 45 en 1872-75 ; pendant la période suivante 1877-79, elle fut moindre encore : 41 seulement ; et en 1865-69, elle n'avait même été que de 35 ; c'était à cette époque le chiffre le plus bas que l'on rencontrât à Paris (voyez tabl. p. 21). Il n'importe ! cet arrondissement est central ; il contient beaucoup de négociants et employés aisés sans doute, mais étroitement logés : tout cela a fait qu'en 1876 l'épidémie y a été très meurtrière (110 décès pour 100,000 vivants).

Au contraire, prenons à l'extérieur un arrondissement ordinairement malsain, tel que le XVII° arrondissement, dont la mortalité est normalement de 60 décès par 100,000 habitants, chiffre notablement au-dessus de la moyenne. On pourrait supposer qu'en temps d'épidémie ce quartier devra beaucoup souffrir ? Point du tout ! Il est excentrique : cette qualité paraît suffire pour que sa mortalité n'ait pas dépassé 75. De tous les arrondissements situés en dehors de l'ancienne barrière, c'est d'ailleurs le plus frappé.

Mais nous avons déjà eu occasion de voir combien l'épidémie de 1876, si régulière, j'oserai presque dire si normale dans sa distribution par saisons, diffère des épidémies de 1880 et de 1881. Elle va nous en montrer une nouvelle preuve.

Épidémie de 1880. — Nous pouvons enfin, pour l'année 1880, décharger les arrondissements qui contiennent des hôpitaux militaires des décès qui leur sont indûment attribués. En effet, les militaires décédés dans ces hôpitaux depuis le 1er janvier jusqu'au 1er juillet ont été comptés à part. Ils sont au nombre de :

18 décédés à l'hôpital militaire du Val-de-Grâce ;
134 — — du Gros-Caillou ;
66 — — Saint-Martin.

A partir du 1er juillet, l'autorité militaire a fait connaître dans quelle caserne ils étaient cantonnés quand ils ont contracté la maladie. C'est donc à l'arrondissement de cette caserne que leur décès a été rapporté.

Dans le tableau suivant, nous faisons la correction nécessaire, c'est-à-dire que nous avons soin, avant de prendre le rapport pour 100,000 vivants, de soustraire des chiffres du Ve, du VIIe et du Xe arrondissement le nombre des militaires qui y sont morts sans qu'il soit démontré qu'ils y ont contracté leur maladie. Tous les arrondissements sont ainsi mis sur le même pied (1), ce qui n'existe pas pour la période 1877-79.

On verra que, cette correction nécessaire une fois faite, le Ve et le Xe arrondissements rentrent à peu près dans la règle normale, tandis que le VIIe continue à être le plus mauvais de Paris.

---

1. Car il est peu de militaires qui meurent à la caserne. La plupart meurent soit à l'hôpital militaire, soit dans leurs familles.

Sur 100,000 vivants en chaque arrondissement, combien de décès par fièvre typhoïde en un an?

	1877-79.	1880.
Ier arrondissement	56	87
IIe —	44	65
IIIe —	41	76
IVe —	43	111
V^e —	71 [1]	187 [4]
VIe —	40	67
VIIe —	133 [2]	128 [5]
VIIIe —	46	70
IXe —	43	69
X^e —	58 [3]	72 [6]
XIe —	43	90
XIIe —	53	101
XIIIe —	45	80
XIVe —	48	78
XVe —	48	74
XVIe —	51	110
XVIIe —	60	92
XVIIIe —	48	64
XIXe —	47	97
XXe —	32	55
PARIS	51	97.4

Il est difficile de dégager de ces chiffres une règle aussi nette que celle qui s'imposait pour l'année 1876.

1. Ce chiffre est grossi artificiellement par un nombre inconnu de militaires décédés au Val-de-Grâce et provenant de casernes étrangères à l'arrondissement.

2. Même observation justifiée par la présence de l'hôpital militaire du Gros-Caillou.

3. Même observation justifiée par la présence de l'hôpital militaire Saint-Martin.

4. Dans ce chiffre n'entrent pas les militaires décédés au Val-de-Grâce. Si on les faisait entrer en compte, le rapport s'élèverait à 103.

5. Dans ce chiffre n'entrent pas les militaires décédés à l'hôpital militaire du Gros-Caillou. Si on les faisait entrer en compte, le rapport s'élèverait à 289.

6. Dans ce chiffre n'entrent pas les militaires décédés à l'hôpital militaire Saint-artin. Si on les faisait entrer en compte, le rapport s'élèverait à 114.

Remarquons pourtant qu'en 1880 la plupart des arrondissements tendent à se rapprocher du chiffre de 75 décès pour 100,000 habi-i .ats ; sur les 20 arrondissements, il en est 12 qui s'en rapprochent de moins de 12 unités. Le XIe arrondissement s'en éloigne relativement peu. Un autre arrondissement, toujours réfractaire à la fièvre typhoïde, reste fort inférieur à ce taux mortuaire : c'est le XXe arrondissement (55 décès seulement).

Cependant la moyenne est fort éloignée de ce chiffre normal de 75. C'est que les six arrondissements qu'il nous reste à examiner lui sont malheureusement fort supérieurs. Ce sont le IVe arrondissement, ordinairement mieux partagé (mortalité 111), le VIIe (128), dont l'histoire nous occupera spécialement plus loin, le XIIe (101), toujours maltraité, et enfin trois autres arrondissements excentriques : le XVIe (Passy) qui pourtant semble situé dans les conditions les plus heureuses, et qui atteint néanmoins le chiffre considérable de 110, le XVIIe (92) et le XIXe (97).

Épidémie de 1881. — La répartition de l'épidémie en 1881 ressemble dans ses traits généraux à ce qu'elle était en 1880.

On peut remarquer pendant cette épidémie un phénomène directement contraire de celui qui distinguait l'année 1876. Pendant cette dernière année, avons-nous dit, c'étaient les arrondissements intérieurs qui étaient frappés (sauf le VIe, le VIIIe et le IXe qui sont des quartiers riches et peu encombrés), tandis que les arrondissements extérieurs aux anciennes barrières étaient tous épargnés. Or, en 1881, c'est le contraire qu'on observe. Parmi les arrondissements de l'intérieur de Paris, deux seulement sont frappés, le VIIe et le Xe ; tandis que, parmi les arrondissements excentriques, le XIIIe, son voisin le XIVe, sont seuls épargnés. Il faut ajouter le XXe, mais nous savons que cet arrondissement a toujours joui, au point de vue de la fièvre typhoïde, d'une salubrité exceptionnelle.

Au reste, voici les chiffres. Comme pour 1880, nous mettons en regard ceux de la période normale 1877-79 :

Sur 100,000 vivants en chaque arrondissement, combien de décès par fièvre typhoïde en un an ?

	1877-79.	1881.
Ier arrondissement	56	88
IIe —	44	79
IIIe —	41	68
IVe —	43	76
Ve —	71	79
VIe —	40	76
VIIe —	133	134
VIIIe —	46	85
IXe —	43	65
Xe —	58	96
XIe —	43	85
XIIe —	53	131
XIIIe —	45	64
XIVe —	48	59
XVe —	48	91
XVIe —	51	109
XVIIe —	60	87
XVIIIe —	48	98
XIX —	47	122
XXe —	32	58
PARIS	51	95.4

On peut remarquer qu'en thèse générale les arrondissements les plus frappés pendant la période normale sont aussi plus atteints pendant l'épidémie. Il en est ainsi notamment du Ier, du VIIe, du Xe du XIIe et du XVIIe arrondissement. Si le Ve semble faire exception à cette règle, c'est qu'aussi sa mortalité normale était fort grossie artificiellement par les décès militaires du Val-de-Grâce, qui ont cessé complètement de lui être attribués pendant l'année 1881.

On doit remarquer surtout la mortalité exceptionnelle du XIIe arrondissement qui, déjà, avait été un des plus éprouvés pendant l'année 1880.

Le XVIe arrondissement qui, à première vue, semblait devoir être un des plus salubres de Paris, a pourtant été très frappé par l'épidémie de 1881 de même qu'il l'avait été au plus haut point en 1880. Cependant Passy et Auteuil sont très peu peuplés eu égard à leur immense étendue ; Passy est de plus situé sur une hauteur fort aérée ; Auteuil est presque un jardin ; l'un et l'autre sont principalement habités par des gens aisés ou riches ; les misérables y sont très rares, et les maisons encombrées y sont rares. Il est vrai que cet arrondissement s'est très rapidement accru pendant ces dernières années, mais cet accroissement n'est guère dû à de nouveaux immigrés, mais principalement à d'anciens Parisiens acclimatés à l'atmosphère de la grande ville. Pourquoi donc cet arrondissement qui semble dans de si excellentes conditions souffre-t-il du fléau plus que les quartiers les plus malsains du centre de la ville ?

Le XVIIe arrondissement a conservé en 1881 la forte mortalité de l'année précédente, et le XIXe a vu la sienne, déjà considérable, croître notablement.

Au contraire, quelques arrondissements ont vu leur mortalité diminuer : le IVe arrondissement, très frappé en 1880 (111), et favorisé en 1881 (76) ; c'était alors l'un des moins frappés de Paris ; le XIe, qui en 1880 était intermédiaire (90) entre ses deux voisins le Xe (58) et le XIIe (101), a gagné l'année suivante une notable supériorité (85).

Enfin le XXe arrondissement, malgré le nombre considérable de ses indigents, ne compte en tout temps qu'un nombre exceptionnellement faible de fièvres typhoïdes. C'est un privilège dont il a toujours joui depuis 1865.

CHAPITRE V

DE LA DENSITÉ DE LA POPULATION ET DE LA PROPORTION DES INDIGENTS DANS LES DIFFÉRENTS ARRONDISSEMENTS

J'ai recherché s'il existait un rapport entre la fréquence de la fièvre typhoïde dans les différents arrondissements et la densité de la population.

Cette recherche était indiquée, puisque l'encombrement est une des causes prédisposantes les moins contestées de la fièvre typhoïde. Or, tant qu'il n'existera pas à Paris de statistique des logements (1), nous n'aurons d'autre moyen d'évaluer l'encombrement que la densité de population. Cette méthode d'appréciation est extrêmement imparfaite, c'est pour cela peut-être qu'elle ne nous a donné aucun résultat.

Nous avons cherché aussi s'il existait une relation entre la fréquence de la fièvre typhoïde et la proportion de la population indigente. Cette recherche a été aussi stérile que la précédente.

Le Ier arrondissement, où la population est plus dense que ne le disent les chiffres (à cause de la place de la Concorde, des Tuileries et du Carrousel qui contribuent à grossir l'étendue de l'arrondissement sans contribuer à le peupler), présente fort peu d'indigents et une proportion élevée de fièvre typhoïde. Mais il faut ajouter que cet arrondissement contient un certain nombre de grands magasins de modes et autres, où les employés sont logés dans des espaces resserrés et peu salubres.

Le IIe, le IIIe et le IVe arrondissement sont ceux où la population est le plus entassée. Cependant la fièvre typhoïde y est au-dessous de la moyenne ; la population indigente y est peu nombreuse.

---

1. Statistique dont les éléments existent en partie. J'avais demandé, dans un rapport approuvé par la commission de statistique, que l'on notât, lors du recensement, le nombre de pièces à feu occupées par chaque famille.

La fréquence de la fièvre typhoïde dans le Ve et le VIIe est exagérée artificiellement par les décès militaires du Val-de-Grâce et du Gros-Caillou.

Le VIe, le VIIIe et le IXe arrondissement présentent une densité de population médiocre, peu d'indigents et peu de fièvre typhoïde.

Le XIe arrondissement est un de ceux où la population est le plus dense ; c'est dans cet arrondissement que vont de préférence se loger les ouvriers étrangers qui viennent s'établir dans la capitale ; enfin il est un de ceux où la population indigente est le plus nombreuse. Malgré toutes ces conditions défavorables, la fièvre typhoïde y a toujours été inférieure à la moyenne, excepté en 1876.

Au contraire, le XIIe a toujours payé un tribut considérable à la maladie. Il est vrai que la population indigente y est nombreuse, mais la place ne manque pas pour la loger.

Le XIIIe arrondissement, célèbre depuis quelque temps par les taudis qu'il recèle, est de tous les arrondissements celui qui contient proportionnellement le plus d'indigents. La population, il est vrai, y est très clairsemée. Cependant n'est-il pas singulier que cet arrondissement soit toujours un de ceux que la fièvre typhoïde épargne le plus ?

On en peut dire presque autant du XIVe et du XVe.

Au contraire, le XVIe, arrondissement riche où la population est très clairsemée et où la population indigente est peu nombreuse, paie depuis quelques années un lourd tribut aux épidémies.

Le XVIIe et le XVIIIe ont une population plus dense que les autres arrondissements excentriques. Le XVIIe contient beaucoup moins d'indigents que le XVIIIe. Cependant leur histoire, au point de vue de la fièvre typhoïde, a été bien différente. Depuis 1865 jusqu'à 1880, le XVIIe a toujours été un des plus éprouvés de Paris (sauf pendant l'épidémie de 1876 où il partageait l'immunité de tous les arrondissements excentriques). Mais depuis 1880 sa mortalité paraît s'être abaissée, tandis que le XVIIIe voit augmenter la sienne, et on sait qu'il a été un des plus éprouvés par la dernière épidémie.

Un autre contraste remarquable est fourni par le XIXe et le XXe arrondissement. Tous deux n'ont qu'une population très clairsemée, mais très misérable ; après le XIIIe, ce sont eux qui présentent le plus d'indigents proportionnellement à leur population. Le XIXe, dont la mortalité était forte en 1865-69, a paru s'améliorer en 1872-75 et en 1877-79. Mais il a été très frappé par les dernières épidémies.

Au contraire le XXe a toujours et en tout état de chose présenté le minimum. Qu'on le considère en temps normal ou en temps d'épidémie, jamais sa salubrité ne se dément !

	Pour un hectare, combien d'habitants ?			Pour 1,000 habitants, combien d'indigents ?	
	1872.	1876.	1881.	1877.	1880.
Ier arrondissement . .	391	378	397	25	21
IIe — . .	754	797	783	24	23
IIIe — . .	775	782	812	28	30
IVe — . .	607	628	663	44	43
V^e — . .	389	418	460	59	64
VIe — . .	428	462	462	36	32
VIIe — . .	196	207	207	43	46
VIIIe — . .	198	220	234	23	21
IXe — . .	487	543	577	20	19
X^e — . .	474	500	559	36	36
XIe — . .	463	505	579	68	71
XIIe — . .	154	165	180	63	61
XIIIe — . .	111	115	146	129	123
XIVe — . .	150	162	198	77	69
XVe — . .	104	109	140	74	71
XVIe — . .	61	72	86	53	51
XVIIe — . .	229	262	322	44	42
XVIIIe — . .	266	295	345	66	70
XIXe — . .	164	174	208	84	95
XXe — . .	178	192	244	100	105

CHAPITRE VI

L'influence de l'âge sur la fréquence de la fièvre typhoïde est connue depuis longtemps. Notre but est ici de la préciser par des chiffres, de voir si l'influence des saisons s'exerce à Paris sur tous les âges, et enfin si les différents âges sont frappés dans les mêmes proportions par les épidémies.

Pour apprécier la fréquence d'une maladie à un âge donné, la seule méthode acceptable consiste à calculer la question répondant à la question suivante : *Sur 1,000 vivants de cet âge, combien de décès du même âge par telle ou telle maladie ?*

Quels sont en effet les gens susceptibles de mourir de fièvre typhoïde ? Il est clair que ce sont les vivants et que ce ne sont pas les morts. Comparons donc les décès par fièvre typhoïde aux vivants qui les ont fournis et non pas aux morts.

Donc, si nous voulons calculer la fréquence de la fièvre typhoïde à tel ou tel âge, calculons le rapport suivant : *Sur 1,000 vivants de tel âge, combien de décès du même âge en un an ?* Abstenons-nous de tout autre rapport.

Abstenons-nous par exemple de celui-ci, qui est fort usité : *Sur 1,000 décès, combien par fièvre typhoïde ?* Car les gens qui sont morts de pneumonie ou de phtisie sont absolument incapables de contracter la fièvre typhoïde, par la bonne raison qu'ils sont morts et par conséquent guéris de tous les maux.

Voici un autre rapport fort usité, et qui n'est pas moins absurde : *Sur 100 décès par fièvre typhoïde, combien à chaque âge ?* Il est manifeste en effet que les gens qui sont morts de fièvre typhoïde à 50 ans sont absolument incapables de mourir derechef à l'âge de 25 ans. Or c'est seulement à ceux *qui sont capables de mourir* qu'il faut comparer ceux *qui sont morts.* Tout autre rapport est contraire aux règles du calcul et à celles du bon sens.

Je regrette d'être obligé d'énoncer de pareils axiomes ; ils ressemblent à de mauvaises plaisanteries. Pourtant rien n'est moins plaisant, car les erreurs que je viens de rappeler ont stérilisé un grand nombre d'ouvrages très laborieusement travaillés.

Notre méthode ainsi déterminée, passons à l'étude des chiffres. Voici d'abord les nombres absolus :

Nombres absolus des décès par fièvre typhoïde observés à Paris.

	0-5 ans.	5-15 ans.	15-35 ans.	35-60 ans.	60 ans-ω.	Total.
1872......	99	198	546	142	22	1,007
1873......	116	213	564	103	25	1,024
1874......	84	169	449	110	11	823
1875......	83	199	624	127	15	1,048
1876......	134	326	1,312	231	29	2.032
1877......	98	220	700	167	16	1,201
1878......	81	178	475	114	9	857
1879......	77	206	696	127	15	1,121
1880......	156	371	1,369	208	16	2,120
1881......	149	368	1,357	214	33	2,121

Comme précédemment, nous considérerons d'abord les années pendant lesquelles la fréquence de la fièvre a été normale. Elles se divisent en deux périodes : 1872-75, et 1877-79.

Comparons le nombre des décès obtenus pendant chacune de ces deux périodes au nombre moyen des vivants existant pendant le même temps, nous obtenons les chiffres suivants :

Sur 100,000 vivants de chaque âge, combien de décès par fièvre typhoïde en un an ?

	1872-75.	1877-79.
0—5 ans	73	59.5
6—15 »	78	73
16—35 »	72	110
36—60 »	19	20
61—ω »	13	9

On sait quelles difficultés rendent en France le recensement des jeunes enfants fort difficile et toujours au-dessous de la vérité. Au moins peut-on, pour la France, rectifier les erreurs du recensement par les données de l'état civil. Pour Paris, l'émigration des jeunes enfants hors Paris rendrait ce contrôle illusoire. A cette erreur, qui tend à diminuer le dénominateur de notre fraction (et par conséquent augmente sa valeur) s'en joint probablement une autre ayant pour effet d'en accroître indûment le numérateur. Elle résulte de la facilité avec laquelle beaucoup de vérificateurs des décès traitent de fièvres muqueuses les causes de mort des jeunes enfants lorsque ces causes ne leur sont pas clairement connues.

Le chiffre relatif aux enfants de 0 à 5 ans doit donc être regardé comme au-dessus de la vérité.

Rien ne nous autorise à croire que nos chiffres soient loin de la vérité en ce qui concerne les âges adultes. On remarquera combien les individus de 15 à 35 ans sont plus frappés que ceux de 35 à 60 ans. Il faut remarquer que c'est entre 15 et 35 ans que se fait le gros de l'immigration parisienne.

Au contraire la différence entre la mortalité de 35 à 60 ans et celle des vieillards au-dessus de 60 ans est très faible. Aucune cause d'erreur pourtant ne peut être ici admise; au contraire, car la rareté de la fièvre typhoïde chez les vieillards est un fait si universellement admis qu'un vérificateur des décès n'attribue cette cause de mort à un vieillard que lorsque le fait lui est absolument démontré.

Il y a mieux : ces chiffres qui attribuent aux vieillards une probabilité de mourir par fièvre typhoïde presque égale à celle des hommes de 35 à 60 ans ne font que confirmer ce que disent sur ce point la plupart des auteurs !

Voyons en effet comment la question a été jugée par les plus autorisés.

Griesinger cite comme probants les calculs qui suivent :

Sur 1,000 malades de fièvre typhoïde, combien de chaque âge ?

I. — A Dresde, d'après Fiedler (onze ans d'observation) :

20—30 ans. 585

40—50   34
50—ω   7

II. — A Zurich (avril 1860 — octobre 1863) (1).

1—9 ans 33
10—20   201
20—29   466
30—39   168
40—49   96
50—59   20
60—ω   6

Ces auteurs ont calculé les chiffres qui répondent à la question suivante : « Sur 1,000 malades atteints, de fièvre typhoïde, combien de chaque âge ? » question absolument différente de celle qui nous occupe. Ce qu'ils ont fait d'ailleurs pour les malades, nous pouvons le faire pour les décès, et calculer :

Sur 1,000 décès par fièvre typhoïde, combien à chaque âge ?

	1872-75.	1877—79.
0—5	98.0	80.5
5—15	199.3	190.0
15—35	560.0	588.5
35—60	124.0	128.5
60—ω	18.7	12.5
	1000.0	1000.0

1. Ajoutant une faute de calcul à une autre, Griesinger s'exprime ainsi : « Cette haute proportion de malades au delà de 40 ans dépasse tout ce qui a été observé dans d'autres localités et *nous fait conclure que les causes du typhus sévissent à Zurich avec intensité.* »

On voit que mis, sous cette forme, les chiffres prennent un tout autre aspect que tout à l'heure. Nous trouvions tout à l'heure que la probabilité de contracter la fièvre typhoïde était presque la même pour les vieillards que, pour les hommes de 35 à 60 ans ; en accommodant *les mêmes nombres* selon la formule adoptée par les auteurs, nous trouvons pour eux un chiffre dix fois plus faible que pour l'âge précédent.

Mais encore une fois ces chiffres ne représentent pas la *probabilité* de contracter la fièvre typhoïde. Cette probabilité, voici comment on peut l'exprimer en langage littéraire : « Étant donné 100,000 Parisiens âgés de 60 ans et au delà, combien d'entre eux, dans les conditions moyennes, contracteront la fièvre (ou mourront de cette fièvre puisque nous n'opérons que sur des décès).? »

Réduite à ces termes, la question se réduit à une règle de trois. En 1872-75 existaient à Paris 137,390 vieillards de plus de 60 ans (population moyenne) ; ils ont fourni annuellement 18 décès ; or

$$\frac{18}{137,390} \times 100,000 = 13.2.$$

Donc 13.2 représente, pour 100,000 vieillards, la chance de mourir de cette maladie en un an.

Mais regarder comme exprimant une chance de mort le rapport cité plus haut, et calculer : « Sur 1,000 décès de tout âge, combien de décès après 60 ans ? » c'est supposer qu'il existe autant de vieillards que de jeunes gens, ce qui est impossible (1).

Cette méthode vicieuse est pourtant la seule qui soit à la portée du médecin, car il ne peut tenir compte de la composition par âges de la population saine. Il ne s'occupe donc que des malades. Lorsqu'il

---

1. Appelons en effet $\delta_{a\ldots b}$ nombre des décès par fièvre typhoïde à l'âge $a\ldots b$, et $P_{a\ldots b}$ la population vivante du même âge. La probabilité de mourir de cette maladie à chaque âge est :

$$\frac{\delta_{15\text{-}35}}{P_{15\text{-}35}}, \ \frac{\delta_{35\text{-}60}}{P_{35\text{-}60}}, \ \frac{\delta_{60\text{-}\omega}}{P_{60\text{-}\omega}}.$$

Si nous supposons $P_{15\text{-}35} = P_{35\text{-}60} = P_{60\text{-}\omega}$, nous pouvons éliminer ces trois termes de nos fractions, et nous contenter de considérer les nombres absolus de décès en leur donnant telle forme qui nous plaira.

Nous n'aurons pas affaire dans ce cas à des probabilités de mort, mais du moins la comparaison que nous ferons entre ces probabilités restera exacte.

cherche à apprécier la fréquence d'une maladie à différents âges, ou peut traduire par les termes suivants la question qu'il se pose dans son esprit : « Sur 1,000 individus que j'ai soignés, combien de fois ai-je rencontré telle ou telle maladie à tel ou tel âge ? »

Le médecin comparera toujours le nombre des fièvres typhoïdes à l'ensemble des autres maladies, par la raison qu'il n'a pas à sa disposition d'autre base de calcul. Voici alors quelles formes diverses peuvent prendre les chiffres relatifs à l'année 1881 à Paris :

Sur 1,000 décès, combien de fièvre typhoïde à chaque âge ?

De 15 à 35 ans 23.79
De 36 à 60 ans 3.75
De 61 ans à ω. 0.58

Voici un autre calcul qui n'est pas moins illogique que le précédent :

Sur 1,000 décès de chaque âge, combien par fièvre typhoïde ?

De 15 à 35 ans 128.2
De 36 à 60 ans 14.12
De 61 ans à ω. 2.85

Ainsi il suffit de voir mourir 10 adultes pour avoir chance de rencontrer un typhoïdique ; tandis qu'il faut assister à la mort de 500 vieillards pour en rencontrer un qui soit atteint de cette maladie.

Mais un instant de réflexion suffit pour prouver que ces chiffres sont mal calculés et ne sont nullement en relation avec la réceptivité de la maladie aux différents âges.

Nous ne pouvons donc que nous associer à la remarque si sagement rédigée par M. le professeur Vallin dans la seconde édition française de Griesinger et qu'il convient de reproduire ici tout entière :

« C'est d'une façon très indirecte que l'âge constitue une prédisposition variable à la fièvre typhoïde : peu de personnes échappent au tribut de cette maladie, et comme on ne l'a qu'une fois, il en résulte que plus on avance en âge, plus il est probable qu'on en a été déjà atteint. Pour les très jeunes enfants, il semble y avoir une immunité relative ; chez des vieillards, au contraire, la fièvre typhoïde paraît n'être pas aussi rare qu'on le dit généralement, et ce fait a frappé Griesinger. Il faut songer en effet que le nombre des vieillards est relativement faible dans la population : sur 100 vivants, il n'y en a que dix âgés de 50 à 60 ans, tandis qu'il y en a 17 à 18 de 15 à 25 ans par exemple. En outre, combien reste-t-il d'hommes de 50 ans qui n'aient pas encore eu la fièvre typhoïde ? Liebermeister, (*Handbuch der Pathologie*, II, 1874) opérant sur 1,800 cas de fièvre typhoïde (1), a rapporté le nombre des cas observés à 100 individus du même groupe d'âges dans la population générale, et il a obtenu le résultat suivant :

Sur 100 individus de chaque âge, combien de cas de fièvre typhoïde ?

De 16 à 20 ans	12
De 21 à 30 ans	29
De 31 à 40 ans	24
De 41 à 50 ans	16
De 51 à 60 ans	10
De 61 à 70 ans	6
De 71 ans à ω	3

« Il serait intéressant de savoir si, parmi ces 10 cas de fièvre typhoïde fournis par 100 hommes de 51 à 60 ans, plusieurs étaient des récidives, ou une première atteinte très retardée. »

Parkes (*A Manual of practical hygiene*, p. 102) mentionne incidemment le fait suivant : Depuis un temps immémorial, on n'avait jamais vu un cas de fièvre typhoïde dans un certain village ; la maladie, probablement importée, s'y développa : *tous les habitants du village furent atteints successivement*, les vieux aussi bien que les jeunes. C'est probablement parce que les hommes âgés n'avaient jamais eu l'occasion de contracter la maladie et n'avaient pas l'immunité par une première atteinte qu'ils furent atteints aussi bien que les jeunes ; l'âge, dans ce cas, n'avait en rien diminué la prédisposition.

1. Qu'il nous soit permis de remarquer que nos calculs reposent sur plus de 13,000 décès par fièvre typhoïde, dont 7,000 en temps de fréquence normale, et 6,000 en temps d'épidémie.

CHAPITRE VII

Les épidémies augmentent-elles la chance que les vieillards ont
de contracter la fièvre, ou bien frappent-elles de préférence sur les
organismes jeunes ou encore font-elles impartialement sentir leurs
rigueurs à tous les âges ?

Trois années d'épidémie peuvent nous éclairer à ce sujet; ce sont
les années 1876, 1880 et 1881. Pour faciliter la comparaison, nous
mettons les chiffres en regard des années normales déjà citées :

PARIS. — *Sur 100,000 habitants de chaque âge, combien de décès
par fièvre typhoïde en un an ?*

Ages.	1872-75.	1876.	1877-79.	1880.	1881.
0—5	73	95	59	106	100
6—15	78	125	73	127	113
16—35	72	168	110	159	154
36—60	19	35	20	29	29
61—ω	13	20.6	9	10	19

Il est facile de voir que tous les âges ont souffert pendant les années d'épidémie; les âges adultes semblent être ceux dont la mortalité s'est trouvée le plus aggravée pendant ces années dangereuses.

CHAPITRE VIII

Pour une telle recherche, nous avons déjà expliqué pourquoi la
considération des nombres absolus est suffisante, car nous ne pouvons savoir si la population qui fournit les décès varie d'un mois à
l'autre, et nous pouvons admettre que cette variation est peu importante.

Voici donc quels ont été les nombres absolus de décès pendant la
période 1872-76, dont chaque année a été normale au point de vue
de la distribution saisonnière :

PARIS. — *Décès par fièvre typhoïde survenus en 1872-76
(nombres absolus).*

	0-5 ans.	5-15 ans.	15-35 ans.	35-60 ans.	60 ans-ω.	Total.
Janvier. . .	38	66	213	44	7	368
Février. . .	43	73	190	38	6	350
Mars. . . .	44	82	160	49	4	339
Avril . . .	36	73	166	47	8	330
Mai	39	41	134	31	8	253
Juin. . . .	33	60	138	40	11	282
Juillet . . .	33	59	214	44	11	361
Août. . . .	41	113	405	86	7	652
Septembre .	50	124	456	78	15	723
Octobre . .	66	130	469	76	7	748
Novembre .	48	154	577	97	11	887
Décembre .	45	129	374	83	7	638
Totaux. .	516	1,104	3,496	713	102	5,931

Pour rendre plus visible l'action des saisons sur les différents
âges, nous allons transformer ces nombres (mais sans altérer leur

rapport, en les réduisant à 120, de façon que la moyenne mensuelle soit 10.

Nous obtenons ainsi le tableau suivant :

Paris. — *Sur 120 décès survenus en un an à chaque âge, combien en chaque mois de l'année (réduits à longueur égale) (1872-76) ?*

	0-5 ans.	5-15 ans.	15-35 ans.	35-60 ans.	Tous les âges réunis.
Janvier. . .	8.7	7.0	7.2	7.8	7.2
Février . .	10.9	8.6	7.0	7.0	7.6
Mars. . . .	10.0	8.7	5.4	8.0	6.8
Avril . . .	8.5	8.0	6.0	8.0	6.8
Mai	8.6	4.4	4.5	5.1	5.0
Juin. . . .	7.8	6.4	4.8	6.8	6.0
Juillet . . .	7.6	6.2	7.2	7.5	7.2
Août. . . .	9.4	12.1	13.6	14.2	13.0
Septembre .	11.7	13.7	15.9	13.3	14.8
Octobre . .	15.2	14.0	15.9	12.6	14.8
Novembre .	11.4	17.0	19.7	16.5	18.2
Décembre .	10.2	13.9	12.8	13.7	12.6
	120.0	120.0	120.0	120.0	120.0

On voit par ce tableau que les influences saisonnières se font sentir sur tous les âges (1). Pour tous les âges, les cinq derniers mois de l'année et surtout octobre et novembre offrent des chiffres supérieurs à la moyenne. Tout au plus doit-on remarquer que les influences saisonnières paraissent agir sur la réceptivité des enfants de moins de quinze ans aux maladies diverses que la statistique enregistre sous e nom de fièvre typhoïde.

1. Les chiffres qui concernent les vieillards sont trop faibles pour que nous les soumettions au calcul.

CHAPITRE IX

MORTALITÉ SUIVANT LE LIEU DE NAISSANCE.

Il est généralement reconnu que les personnes qui demeurent depuis peu de temps dans une grande ville telle que Paris y sont plus sujettes à la fièvre typhoïde que celles qui y ont toujours vécu.

Sur quoi repose cette doctrine qui est très généralement adoptée? Sur ce que, lorsqu'on interroge les malades atteints de fièvre typhoïde dans les hôpitaux de Paris, on apprend très souvent qu'ils habitent la ville depuis peu de temps. Il est vrai que les gens qui habitent Paris depuis peu sont souvent des jeunes gens sans position et même sans domicile fixe ; étant jeunes, il est aisé de comprendre qu'ils attrapent la fièvre typhoïde ; et étant sans position et sans famille, il est aisé de comprendre qu'ils entrent à l'hôpital. Il n'est donc pas surprenant que beaucoup des typhoïdiques traités dans les hôpitaux de Paris soient des jeunes gens arrivés depuis peu à Paris. Cependant il faut remarquer que les autres maladies fréquentes chez les jeunes gens, telles que la pneumonie, n'ont pas donné lieu à la même remarque.

Quoi qu'il en soit, la différence qui existe entre la réceptivité des individus nouveaux venus à Paris et celle des Parisiens de naissance demande à être précisée par la statistique.

Cette recherche est fort difficile dans l'état actuel des documents parisiens.

Pour la faire, en effet, d'une façon complète, voici quels chiffres il faudrait recueillir :

1° Il faudrait demander, lorsqu'un individu meurt de fièvre typhoïde : « Depuis combien d'années le défunt habitait-il Paris ? »

2° Il faudrait avoir le nombre des vivants qui ont fourni ces décès par fièvre typhoïde. Il faudrait donc que le recensement portât, sur les bulletins individuels, la question suivante : « Depuis combien de temps le recensé habite-t-il Paris ? »

Faute de ce dernier renseignement, le premier deviendrait complètement inutile. Il est donc très nécessaire qu'il soit relevé à Paris comme il l'est à Berlin depuis plusieurs années déjà. Dans un *Rapport* approuvé par la commission de statistique municipale, j'avais demandé qu'on introduisît cette amélioration dans notre recensement. La commission a approuvé la proposition et l'administration de la ville ne demandait pas mieux que de l'exécuter. Mais la chose a déplu aux bureaucrates du ministère de l'intérieur et ne s'est pas faite.

Faute de mieux, voici ce que nous pouvons faire. Les *Bulletins* de la ville de Paris distinguent les décès par fièvre typhoïde suivant que les défunts étaient nés à Paris ou hors de cette ville. Et le recensement fait la même distinction. Il est donc possible de calculer la mortalité des *nés à Paris* et des *nés hors Paris*. Il est vrai que ce calcul est médiocre puisqu'un grand nombre de gens *nés hors Paris* habitent la ville depuis de longues années et y sont complètement acclimatés. D'autre part on conçoit qu'un certain nombre (d'ailleurs insignifiant) de *nés à Paris* aient quitté la ville pendant de longues années et n'y soient rentrés que depuis peu de mois.

Voyons cependant si ce calcul, tout imparfait qu'il soit, donne un résultat intéressant.

Voici les chiffres absolus :

	Décès par fièvre typhoïde			Vivants recensés
	1879.	1880.	1881.	en 1881.
Hommes nés à Paris	166	288	280	348,845
Femmes nées à Paris. . . .	206	327	314	372,576
Total	372	615	594	721,421
Hommes nés hors Paris. . .	452	957	897	764,481
Femmes nées hors Paris. . .	297	548	630	754,026
Total	749	1,505	1,527	1,518,507

La seule considération de ces nombres absolus suggère quelques réflexions importantes :

1° On remarquera la constance de ces chiffres, autant du moins qu'on en peut juger par trois années d'observation seulement. Les épidémies de 1880 et 1881 les grossissent naturellement, mais tous semblent multipliés par un même facteur.

2° Cependant il faut remarquer que les *nés à Paris* prennent à l'épidémie une part proportionnellement moins forte que les *nés hors Paris*.

C'est ce que montre le tableau suivant :

Le nombre des décès de 1879 (année normale) étant 100,
que deviennent ceux de 1880 et 1881 (années d'épidémie) ?

	1879.	1880.	1881.
Hommes nés à Paris.	100	173	169
Femmes nées à Paris	100	159	152
Total.	100	165	160
Hommes nés hors Paris . . .	100	212	199
Femmes nées hors Paris. . .	100	185	212
Total	100	201	204

On voit que l'épidémie a augmenté la mortalité des *nés à Paris* d'un peu plus de moitié, tandis que la mortalité des *nés hors Paris* a été doublée (1).

On remarquera aussi que l'épidémie a augmenté la mortalité des hommes (tant *nés à Paris* que *nés hors Paris*) plus que celle des femmes.

Voici maintenant la mortalité suivant le sexe et suivant l'origine pendant l'année 1881, année du recensement, ce qui nous permet d'espérer des rapports exacts :

Sur 100,000 habitants de chaque catégorie, combien de décès par
fièvre typhoïde en 1881 ?

Hommes nés à Paris	80.3
Femmes nées à Paris.	84.4
Total	82.3
Hommes nés hors Paris	117.5
Femmes nées hors Paris.	83.5
Total	100.5

1. Nous admettions que l'accroissement des *nés à Paris* n'est pas plus rapide que celui des *nés hors Paris*. Ce qui est à peu près vrai, quoique paradoxal au premier abord.

Ce résultat est d'autant plus singulier qu'il est facile de voir par les chiffres absolus qu'il s'est régulièrement répété trois années de suite, et qu'il n'est pas le résultat du hasard :

1° Les femmes *nées à Paris* sont constamment frappées un peu plus que les hommes nés à Paris. La différence est d'ailleurs peu importante ;

2° Les hommes *nés hors Paris* sont constamment frappés beaucoup plus que les hommes nés à Paris, ce qui donne raison à la doctrine classique, car c'est parmi les hommes *nés hors Paris* que se trouve le grand nombre des individus nouveaux-venus dans la grande ville ;

3° Ce qui est plus singulier, c'est que les femmes *nées hors Paris*, loin d'être aussi frappées que les hommes de la même catégorie, ont une mortalité absolument semblable à celle des femmes *nées à Paris*.

M. le professeur Parrot me fait remarquer une des causes qui peuvent expliquer cette différence entre les hommes et les femmes *nés hors Paris*.

Que sont la plupart des hommes immigrés à Paris? Ce sont pour la plupart des ouvriers qui viennent dans le but d'amasser de l'argent à Paris. Ils sont fort pauvres, mal payés et avares comme le sont souvent les paysans. Ils se logent mal, et se nourrissent plus mal encore, tant par pauvreté que par avarice. La fièvre typhoïde trouve donc en eux une proie facile.

Que sont les femmes immigrées à Paris? Ce sont pour la plupart des domestiques, qui partagent jusqu'à un certain point le bien-être des familles chez qui elles servent. Elles sont sinon bien logées, du moins isolées, ce qui est beaucoup. Généralement elles sont bien nourries. On s'explique donc qu'elles se montrent réfractaires à la fièvre typhoïde.

Je me borne à enregistrer ces résultats et à en faire remarquer la constance, qui ressort avec évidence des chiffres absolus.

Il faut d'ailleurs le reconnaître, les chiffres qui précèdent sont sujets à quelques objections qu'un recensement par âges très soigné pourrait seul faire tomber.

La population des *nés hors Paris* est surtout composée d'adultes et de vieillards. Car il est rare qu'on vienne à Paris avant 15 ou 20 ans.

Au contraire, la population des *nés à Paris* comprend plus d'enfants que n'en contient une population normale. Ces enfants en effet sont : 1° ceux produits par la population antochthone ; 2° ceux de parents nés hors Paris, mais dont les enfants sont nés dans cette ville.

Ainsi, parmi les individus recensés comme *nés à Paris*, il y a beaucoup d'enfants. Parmi ceux *nés hors Paris*, il y en a fort peu.

Cette considération ôte aux chiffres que nous venons de citer une grande partie de leur valeur.

Mais elle ne rend pas compte des différences si singulières que nous avons trouvées entre la mortalité des deux sexes.

CHAPITRE X

Il résulte des chiffres que nous avons examinés au cours de ce travail :

I. — Que si l'on fait abstraction des années d'épidémie, la fièvre typhoïde n'a ni augmenté, ni diminué de fréquence depuis 1866. Mais il n'est personne qui n'ait été ému de voir trois années de suite présenter les caractères d'une épidémie.

II. — Étudiant la fréquence des décès par fièvre typhoïde suivant les mois de l'année, depuis 1865, nous avons constaté que deux périodes de l'année sont presque régulièrement marquées par une recrudescence de la fièvre typhoïde :

C'est le premier printemps (mars et avril), qui a toujours été, sauf en 1874, l'occasion d'une légère recrudescence de la fièvre.

Et en second lieu, l'automne dont l'influence pernicieuse est généralement connue, et qui n'a démenti sa réputation qu'une fois en quinze ans (1866).

Au contraire, le mois de juin est toujours ou presque toujours le mois où la maladie est la plus rare.

Cet affaiblissement de la mortalité au mois de juin se voit même en temps d'épidémie.

III. — Chacun des arrondissements de Paris présente une fréquence de fièvre typhoïde qui lui est propre, et qui ne varie guère qu'en temps d'épidémie. Le VII° arrondissement est de plus en plus mal partagé sous ce rapport, à cause des quartiers militaires qu'il renferme. Le XVI° voit aussi sa mortalité par fièvre typhoïde augmenter continuement. Au contraire, le XX° jouit d'une immunité qui s'est maintenue constante.

IV. — Nous avons recherché s'il y avait une relation entre la fréquence de la fièvre typhoïde et la densité de la population ou le nombre des indigents.

V. — Nous avons critiqué la méthode employée généralement pour apprécier l'influence de l'âge sur la fréquence de la fièvre typhoïde. La méthode statistique montre que l'immunité des vieillards, quoique réelle, est beaucoup moins absolue qu'on ne le croit généralement.

VI. — Tous les âges ressentent également les influences épidémiques.

VII. — Tous ressentent également les influences saisonnières.

VIII. — Nous avons recherché la fréquence de la fièvre typhoïde suivant le lieu de la naissance, seule recherche que l'état du dénombrement permette de faire sur l'influence d'une immigration récente sur la réceptivité de la fièvre.

[illegible]

[illegible]

[illegible]
[illegible]
[illegible]

[illegible]
[illegible]

TABLE DES MATIÈRES

AVANT-PROPOS 5
CHAPITRE Ier. — Variations de la mortalité par fièvre typhoïde à Paris
    depuis 1865 jusqu'en 1882 7
CHAPITRE II. — Influence des saisons sur la fréquence de la fièvre typhoïde. 11
CHAPITRE III. — Fréquence de la fièvre typhoïde par arrondissements dans
    les années normales 19
CHAPITRE IV. — Fréquence de la fièvre typhoïde par arrondissements dans
    les années d'épidémie 23
CHAPITRE V. — De la densité de la population et de la proportion des
    indigents dans les différents arrondissements. 30
CHAPITRE VI. — Influence de l'âge sur la fréquence de la fièvre typhoïde. 33
CHAPITRE VII. — De l'influence de l'âge sur la fréquence de la fièvre
    typhoïde dans les années d'épidémie. 40
CHAPITRE VIII. — Tous les âges sont-ils également sensibles aux influences
    saisonnières ? 41
CHAPITRE IX. — Mortalité suivant le lieu de naissance 43
CHAPITRE X. — Conclusions 47

Imprimerie A. DERENNE, Mayenne. — Paris, boulevard Saint-Michel, 52.

BIBLIOTHEQUE NATIONALE

SERVICE DES NOUVEAUX SUPPORTS

58, rue de Richelieu, 75084 PARIS CEDEX 02 Téléphone 266 62 62

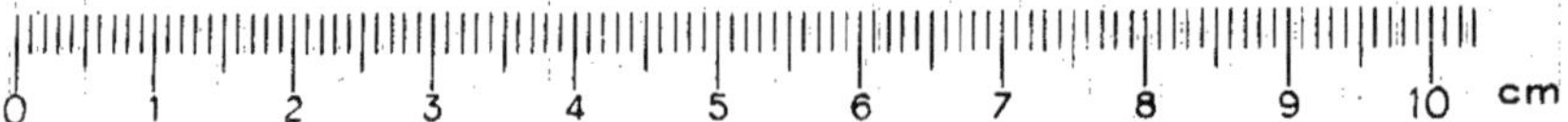

Achevé de micrographier le : 14 / 06 / 1977

Défauts constatés sur le document original

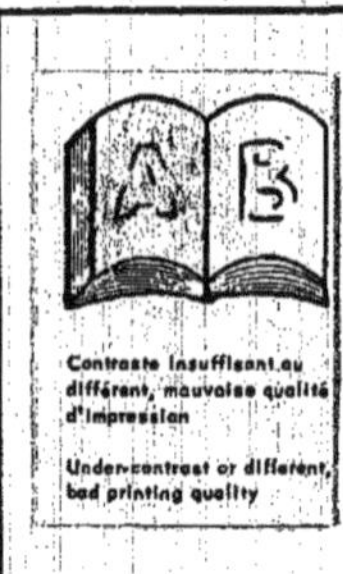

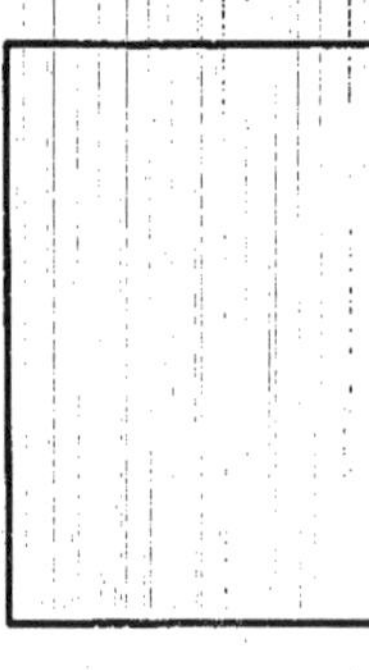

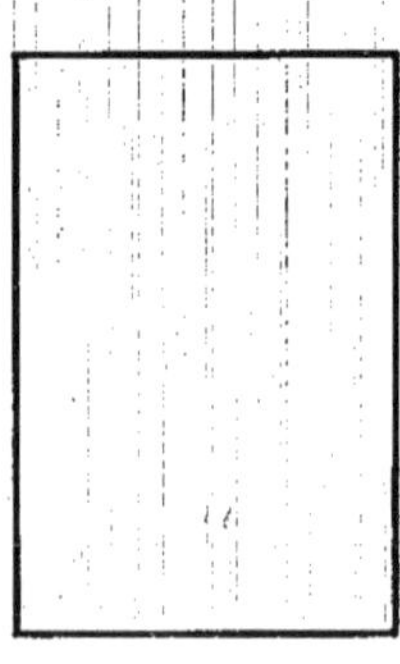